BEI GRIN MACHT SICH IHR WISSEN BEZAHLT

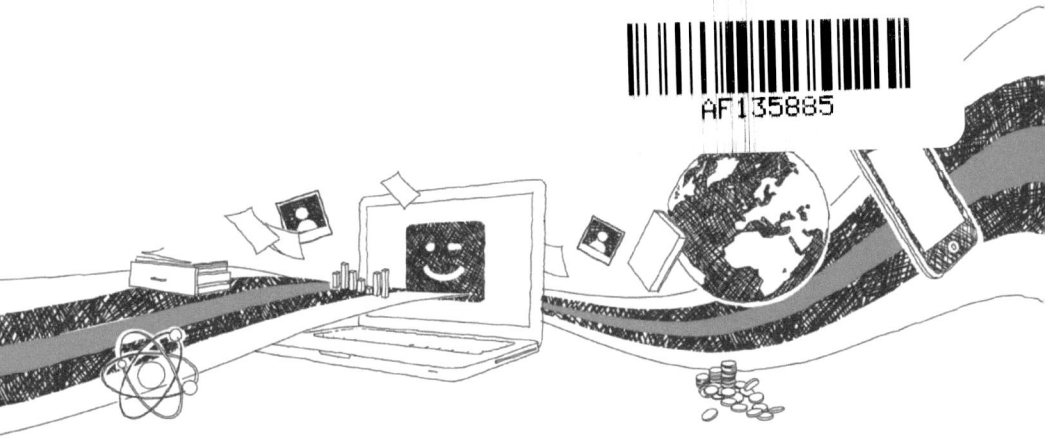

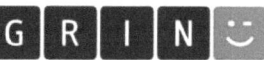

Marketingstrategien im Gesundheitsmanagement. Corporate Identity und Digitalisierung in der Gesundheitsbranche

Joana Warrelmann

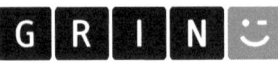

Bibliografische Information der Deutschen Nationalbibliothek:

Die Deutsche Nationalbibliothek verzeichnet diese Publikation in der Deutschen Nationalbibliografie; detaillierte bibliografische Daten sind im Internet über http://dnb.d-nb.de abrufbar.

ISBN: 9783346275790
Dieses Buch ist auch als E-Book erhältlich.

Deutsche Hochschule für
Prävention und Gesundheitsmanagement

Einsendeaufgabe

Fachmodul:	Marketing II
Studiengang:	Fitnessökonomie
Datum Präsenzphase:	04.01.2016- 07.01.2016
Name, Vorname:	Warrelmann, Joana- Jolie

Inhaltsverzeichnis

1   Preismanagement und Kooperationen

1.1 Preiselastizität der Nachfrage

Um die Preiselastizität zu prüfen wurde die Bogenelastizitätsformel verwendet.

Elastizität = relative Änderung der Nachfrage : relative Preisänderung

(Wildmann, 2014, S. 129).

Damit nach der Errechnung auch eine Aussage über die Elastizität gemacht werden kann, sind folgende Richtwerte festgelegt.

Ergebnis ∞ = Preis vollkommen elastisch

Ergebnis > = Preis elastisch

Ergebnis = 1 = Preis ist neutral

Ergebnis < 1 = Preis ist unelastisch

Ergebnis = 0 = Preis ist vollkommen starr

(Wildmann, 2014, S.132).

Alte Nachfrage: 2600 Mitglieder

Neue Nachfrage: 2400 Mitglieder

Alter Preis: 49,95€

Neuer Preis: 54,95€

Berechnung der relativen Änderung der Nachfrage:

(2400 - 2600) : 2600

= -0,07692 x 100

= -7,692%

Berechnung der relativen Änderung des Preises:

(54,95 – 49,95) : 49,95

= 0,1001 x 100

= 10,01%

Berechnung der Preiselastizität:

-7,692 : 10,01

= - 0,768

Da eine Preiserhöhung immer zu einer Mengenreduzierung führt, ist der Elastizitätswert immer negativ(Wildmann, 2014, S.130). Damit man sich das Minuszeichen dann spart, wird oft in Absoluten zahlen gerechnet | E | . Damit ist das Ergebnis |0,768|. Der Preis ist damit unelastisch, d.h. die Preisänderung bewirkt eine unterproportionale Nachfrageänderung.

Die Implikationen hierfür können sein, dass ich als Geschäftsführer trotzdem, auch mit einer kleineren Mitgliederzahl durch den erhöhten Preis, den Umsatz steigere

→ Alter Umsatz = 2600 Mitglieder x 49,95€

= 129870€

→ Neuer Umsatz= 2400 Mitglieder x 54,95€

= 131880€

Das macht 2010€ mehr Umsatz.

Aufgrund der Aussage, dass in neue Anlagen investiert werden soll, sind diese 2010€ eine gute Möglichkeit um z.B. einen Kredit für eine neue Immobilie abzubezahlen. Außerdem hat das Studio weniger Energiekosten, durch 200 Mitglieder weniger. Daher wird weniger Energie Wasser und evtl. auch weniger Strom(Solarium u.s.w.), verbraucht. Außerdem bilden die Reduzierung um 200 Mitglieder auch für den Service eine Möglichkeit sich noch mehr zu verbessern und auch weiterzuentwickeln. Im Grunde folgen also weniger Mitglieder auf einen Trainer und die Kundenbindung und Kundenbetreuung kann so noch optimaler ausgeübt werden.

1.2 Preisbildung

1.2.1 Anlässe der Preisbildung

Die X&Y Health GmbH will weitere Anlagen auf dem deutschen Fitness- und Gesundheitsmarkt etablieren. D.h. es soll eine bestehende Leistung in einen bestehenden Markt eingeführt werden. Nach der Strategie von Ansoff(Weis, 1999, S.77) soll also eine Marktdurchdringung stattfinden. Das Unternehmen will den Marktanteil vergrößern und ein erhöhtes Marktvolumen erzielen(Nieschlag, Dichtl & Hörschgen, 1997, S. 900). Die Vorgehensweise ist also die Gewinnung von Kunden der Konkurrenz, aus den Anlagen in der Nähe eines im gleichen Segment arbeitenden Studios. Wird das neue Studio gebaut und in der Nähe ist ein ähnlicher Anbieter, kann die X&Y Health GmbH mit besserer Service-, Kompetenzfähigkeit und dem guten Image, Kunden des Mitbewerbers abwerben.

Außerdem können durch die Etablierung neuer Anlagen auch in anderen Gebieten als dem süd-westlichen Bundesgebiet eine Gewinnung von bisherigen Nichtverwendern gerechnet werden.

1.2.2 Kostenorientierte Preisbildung

Um den monatlichen Preis anhand der Kosten zu errechnen, werden diese zusammenge-tragen und auf monatliche Erträge umgerechnet.

Fixe Kosten für eine neue Anlage: 725000€ im Jahr

725000€ : 12Monate

= 60416,67€ pro Monat

Variable Kosten: 10€ pro Mitglied

10€ x 2500Mitglieder

= 25000€

25000€ + 60416,67€ = 85416,67€ Kosten pro Monat

Durch die Mitgliederzahl beträgt der Monatspreis (brutto) 34,17€.

Nach Aufrechnung des Gewinnzuschlages (25%)

34,17€ entsprechen 75%

100% = 45,55€

Der Monatsbeitrag (brutto) beträgt somit 45,55€.

1.2.3 Konkurrenzorientierte Preisbildung

Bei der konkurrenzorientierten Preisbildung werden die Preise an denen der Konkurrenz ausgerichtet, demnach unabhängig von der unternehmensindividuellen Kosten- & Nach-fragesituation ermittelt (Weis, 1999, S. 287). Der Preis der Konkurrenz liegt bei 44,95€ pro Monat und damit 5€ bis 10€ Euro unter der eigenen Preisvorstellung. Ich als Ge-schäftsführer würde den Preis lieber 5€-10€ teurer halten. Durch die beste Servicequalität im Marktgebiet ist dieser Preis absolut gerechtfertigt. Um auch die beste Servicequalität zu erfüllen, braucht das Unternehmen gute, motivierte und kompetente Mitarbeiter. Diese Mitarbeiter brauchen wiederholte Schulungen um auf dem neusten Stand zu sein. Die 5€-10€ mehr wären also gerechtfertigt durch mehr Qualität. Diese Qualität schafft außerdem gute Mundpropaganda und auch eine bessere Kundenbindung.

2 Strategische Analysemethoden

2.1 Five Forces- Modell nach Porter

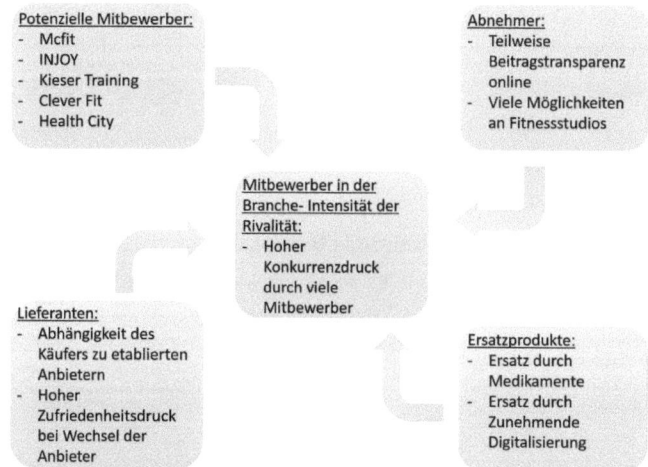

Abb. 1: Five Forces- Modell nach Porter(modifiziert nach Porter, 2002, S.29) an dem Beispiel der Fitness First Germany GmbH

Lieferantenmacht:

Die Fitness First Germany GmbH (im nachfolgenden nur noch Fitness First genannt) hat viele Kooperationen in vertikaler Ebene. Die Marken Reebok (Sportbekleidung), Polar(Pulsuhren), Perform Better (Sportkleingeräte) und AMSPORT(Nahrungsergänzung) sind dabei die größten. Diese Marken haben ein gewisses Image und stehen für Kompetenz, zufriedene Kunden und Unterstützung von internationalen Märkten, wie z.B. Reebok bei LesMills. Fitness First ist ein großer Konzern und es gäbe hohe Umstellungskosten in alles Studios das Sortiment, die Geräte oder sonstige gelieferte Waren zu wechseln. Daher ist der Käufer, also Fitness First, abhängig vom Lieferanten und muss bei gewissen Umstellungen mitziehen, es sei denn Fitness First entscheidet sich zu einer großen Umstellung der Waren.

Ersatzprodukte:

Die Vorstellung, dass ein Medikament auf den Markt kommt, welches gesund Muskeln wachsen lässt, Gewicht reduziert, den Rücken stärkt u.s.w. ist gegeben. D.h. sobald ein Produkt entwickelt ist, welches dem bequemen Kunden eine Möglichkeit gibt in kürzester Zeit ohne Anstrengung die Muskeln wachsen zu lassen, ist es wahrscheinlich, dass diese Kunden nicht mehr zum Training kommen, die Mitgliedschaft auslaufen lassen und die Pille für Muskelwachstum konsumieren. Dabei ist zu beachten, dass dieses Medikament bezahlbar sein muss.

Abnehmer:

Die Abnehmer haben eine teilweise Transparenz was die Beitragsstruktur angeht. Auf der Website der Fitness First Germany GmbH sind Beiträge aufgelistet und der Kunde kann diese einsehen. Keine Einsicht gibt es allerdings über Zusatzleistungen. Durch die Einstellung der Kunden, das die Leistung nie billig genug sein kann, lässt die Kunden eine sehr hohe Macht haben. Im Mittel- bzw. Hochpreissegment ist es sehr schwer die Kunden ohne Beratung zu erreichen.

Potenzielle Mitbewerber:

Die Mitbewerber sind in zwei Segmenten unterteilt. Das sind einerseits die Discounter, wie McFit, die mit ihren billigen Preisen die Kunden abwerben und andererseits die Premium Clubs, wie INJOY, die im Service und in der Kompetenz der Fitness First ähneln. Da die Fitness Clubs sich auch alle weiterentwickeln könnte es zu einem Stillstand bei Fitness First kommen, da sie schon viele Angebote haben die sehr fortschrittlich sind. Durch starke Präsenz der Mitbewerber, durch neue Ideen, geriet Fitness First in der Zukunft evtl. in Vergessenheit.

Mitbewerbersituation und Rivalität:

Die Mitbewerbersituation in der Fitnessbranche ist in den Bundesgebieten unterschiedlich hoch. Es lässt sich aber im großen und ganzen sagen, dass es viele Mitbewerber in der Fitnessbranche gibt und jeder sich irgendwie unterbieten will im Sinne von „der niedrigste Preis" und überbieten im Sinne von „beste Qualität".

2.2 Durchführung einer SWOT- Analyse

Tab1.: SWOT Analyse der Fitness First Germany GmbH

Stärken	Schwächen
- Mehrere Clubkategorien	- Homepage unübersichtlich
- Qualität der Fitnessgeräte	- Kostentransparenz
- Geschäftsführung gut organisiert	- Mangelhafte Trainingsbetreuung
Chancen	Risiken
- Onlinetraining	- Angebot zu groß
- Hoher Bekanntheitsgrad	- -Schwache Trainerkompetenz
- Hoher Marktanteil	- Onlinetraining

Die Stärken von Fitness First äußern sich im Stiftung Warentest, welche die Qualität der Fitnessgeräte mit 2,5 bewertet hat. Außerdem sind nach dem Wechsel der Geschäftsführung bestimmte Abläufe besser organisiert. Der Homepage ist auch zu entnehmen, dass es mehrere Clubkategorien gibt, welche vom Mittel- bis zum hohen Preissegment gehen. Die Schwächen von Fitnessfirst sind auch mit dem Stiftung Warentest (2009) zu belegen. Hier wurde die Trainingsbetreuung in mehreren Studios getestet und mit mangelhaft bewertet. Die Kostentransparenz ist auf der Homepage gegeben, allerdings ist die Preisspanne vom tiefsten zum höchsten Peis sehr weit. Auch die Homepage selbst ist sehr unübersichtlich durch viele Unterpunkte, viele Texte über die Kompetenzen und den Shop.

Als Chancen sind das Onlinetraining zu sehen. Fitness First ist seit kurzem auch mit Onlinetraining für zu Hause gewappnet und erreicht so vielleicht auch die Menschen, die sich nicht ins Studio trauen, keine Zeit oder keine Lust auf Menschen haben. Da könnte ein neues, gute Segment bedient werden, gerade weil die Digitalisierung immer weiter voranschreitet. Hinter McFit ist Fitness First der größte Anbieter Deutschland und ist hat damit einen hohen Marktanteil und gute Möglichkeiten weiter zu expandieren. Außerdem ist Fitness First durch das Fernsehen sehr bekannt geworden. RTL und Sat.1 zeigen viele Tipps von Trainern oder es werden neue Trends mit Fitness First vorgestellt. Dieser Bekanntheitsgrad verhilft auch nochmal zu einer größeren Neugier der Kunden.

Die Risiken stellen sich auch mit Hilfe des Stiftung Warentests dar. Hier wurde die Trainerkompetenz auf den Prüfstand gestellt und als „schwach" eingestuft. Die Vielfalt von Fitness First stellt auch ein gewisses Risiko dar, da eine potenzieller Interessent keine

Spezialisierung erkennen kann. Fitness First will alles abdecken, was es auf dem Fitness-markt gibt und stellt so ihre Qualität infrage. Das in den Chancen genannte Onlinetraining ist auch gleichzeitig ein Risiko für die Fitnessstudios an sich. Die Kunden, die sehr bequem sind nutzen dann eher das Onlinetraining zu Hause als noch in die Studios zu kommen und evtl. nach dem Training noch einen Shake trinken. Somit wäre aber nicht nur der Thekenumsatz in Gefahr sondern auch normale Mitgliedschaften die aus bleiben durch größeres Interesse am Onlinetraining.

2.3 Erstellung einer SWOT- Matrix

Tab. 2: SWOT- Matrix der Fitness First Germany GmbH

	Chancen	Risiken
Stärken	S-O- Strategien: - Bring a friend Aktionen durch Werbung der hohen Gerätequalität - Marktanteil ausbauen durch mehrere Clubkategorien	S-T- Strategien: - Kosteneinsparende Schulung durch Mitarbeiter schult Mitarbeiter - Angebot verkleinern und auf Fokus auf bestimmte Segmente legen
Schwächen	W-O- Strategien: - TV Werbung für Onlinetraining - Homepage besser aufbauen und dann überall bewerben	W-T- Strategien: - Auf der neuen Homepage für eine bessere Kostentransparenz sorgen - Onlinetraining als einzelnes Segment abspalten

9

3 Corparate Identity

3.1 Interview Analyse

3.1.1 Erkennungsmerkmale eines Imagewechsels bei Kieser Training
Slogan, Bild, Text-, Werbestil, Farben, Angebot

3.1.2 Allgemeine- und spezielle Gründe eines Imagewechsels
Der Imagewechsel bzw. die Repositionierung am Markt kann viele Gründe haben. Oftmals wir dabei aus alt und verstaubt, jung und trendy (Höltmann, 2016). Die Betrachtung von Kieser Training lässt sich in folgenden vier Gründen besonders hervorheben. Da ist zum einen, dass Kieser Training die Kommunikation ändern will/ geändert hat. In den letzten Jahren ist es ihnen immer mehr aufgefallen, dass sie aufgrund ihres Fokus auf Schmerzbeseitigung, eher die alten und kranken Menschen in ihre Studios zogen. Wie im Interview von Fitness MANAGEMENT, Antwort 7, macht Peter Meier besonders klar, dass es nicht NUR um einen starken Rücken oder um Schmerzfreiheit geht sondern, dass es vom Grundkonzept und von den Grundwerten her darum geht im hohen, wie auch im Alter von 30-50 Jahren ein „sehr schönes, aktives und schmerzfreies" Leben zu führen. Somit wurde auch das Marketing umgesetzt und der Leitsatz „Ja zu einem starken Körper" lässt für alle Zielgruppen Interpritationsmöglichkeiten offen.

Außerdem kann ein Grund für einen Imagewechsel sein, dass die Marke an Attraktivität verlor (Höltmann, 2016). Auch bei Kieser Training ist dies ein ausschlaggebender Punkt. Durch das ständige Wachstum der Fitnessbranche und der immer mehr werdenden Angebote von Mitbewerbern, wurde Kieser Training als nichts Besonderes mehr angesehen und von den Kunden eher nur noch ins Auge gefasst, wenn es um Schmerzen ging. Die Attraktivität musste also wieder hergestellt werden. Mit der Änderung der Kommunikation des Marketings konnten bis jetzt, sagt Peter Meier im Fitness MANAGEMENT Interview, ein positives Fazit gezogen werden.

Desweiteren war die Verwechslungsgefahr, bzw. die Assoziation mit einem Mitbewerber gegeben. Die Farbe Gelb, so Werner Kieser im werbewoche Interview, wurde mit einem bekannten Discounter identifiziert. Die Qualität von Kieser Training ist jedoch weitaus hochwertiger als die, des hier gemeinten Discounter. So wurde die Farbe Gelb auf Blau verändert und der eventuelle Gedanke der Kunden, dass bei Kieser weniger angeboten wird, durch Discounterfarbe, wurde so aus den Köpfen der Kunden genommen.

Der vierte Grund für Kieser Training war auch, dass der Zeitgeist von heute nicht mehr richtig getroffen wurde (Höltmann, 2016), sei es in der Werbung oder im Logo. Die visuelle Modernisierung durch neue Farben und das Beibehalten des bewährten Angebots, haben, so Werner Kieser im werbewoche Interview, die Kernaufgabe gemeistert. Der Mensch hat sich von seinem Gedankenbild und seinem Gesundheitsbewusstsein sehr stark geändert und auch die Verhandlungskompetenz der Kunden wird immer größer. Sie vergleichen und testen, bis sie das ideale Fitnessstudio für sich entdeckt haben. Kieser will die Kunden ansprechen, die einen kräftigen Körper, einen starken Rücken und ein schönes Leben haben wollen und weckt somit mit den Werbekampagnen die Emotionen, welche häufig für die Entscheidungen der Menschen verantwortlich sing.

3.1.3 Vier weitere Studios mit Imagewechsel

H&M:

Der Modeladen H&M hat einen Imagewechsel vorgenommen indem ein Fair Trade Siegel beantragt wurde. Bisher war es eher der Preis der im Vordergrund stand. Die Produkte sollten so billig, aber von der Qualität her ok sein. Mittlerweile ist der Konkurrenzkampf so enorm durch z.B. den Anbieter Primark, dass H&M mit dem Preis nicht mehr punkten kann (Marketingfish, 2013) und deshalb auf fair gehandelte Waren an das Gewissen des Menschen appelliert.

Jägermeister:

Der Likörhersteller Jägermeister nahm einen Imagewechsel vor, indem eine neue Zielgruppe erreicht wurde. Das „Rentnerimage" sollte weg und dafür ein frisches her. Durch einen neuen Marketing Chef, einem Lied der „Toten Hosen" und Einführung sogenannter „Jägerettes" boomte die Marke auch bei den Jugendlichen. Eine neue Website wurde erstellt, heiße Frauen begeistern auf Festivals die Jugendlichen und als Sponsor ist die Marke auch, besonders bei Fußballspielen. Die Marke wollte damit eine neue Zielgruppe erreichen und hat es mit zielgruppenspezifischem Marketing gut umgesetzt. (Loof, 2009)

Philips:

Philips wollte weg vom „nur" Fernseh- und Glühbirnenhersteller, hin zur Gesundheits- und Lifestyle Marke. Durch viele Veränderungen und noch nicht viel Konkurrenz hat Phillips mehrere Milliarden Euro in die Hand genommen, um die Forschung heranzutreiben und einer der Marken in dem Gebiet Gesundheit und Lifestyle zu sein. Grund dafür war auch, dass sich das Gesundheits- und Lifestylebewusstsein der Menschen immer weiter fortgebildet hat. (ChannelPartner, 2004)

Aebercrombi&Fitch:

A&F streicht sexualisiertes Marketing. D.h. keine Sixpack Modells mehr vor der Tür, nicht nur attraktive Mitarbeiter. Nachdem der Umsatz sank und durch die sehr sexualisierte Mitarbeiterführung diese auch in Frage gestellt wurde, musste eine Änderung vorgenommen werden. Änderungen hier sind z.b. das kaum noch Pullis oder T-Shirts mit der Marke aufgedruckt produziert werden, die Mitarbeiter nicht mehr den Idealmaßen entsprechen müssen und die „Türsteher" auch etwas dickere Leute in den Laden lässt. Auch die Konkurrenz im Marktsegment ist sehr hoch (H&M, Forever21). (Gondorf, 2015)

3.2 Marktstrategien

3.2.1 Marktbearbeitungs- und Wettbewerbsstrategien von Kieser Training

Bei der Marktsegmentierung soll in erster Linie geklärt werden, wie viele Segmente als Zielgruppe bearbeitet werden sollen (Schlaffke & Plünnecke, 2015, S.56). Um den Zielmarkt allerdings zu bestimmen, müssen Größe, Wachstum des Segments, die strukturelle Attraktivität des Segments und die Zielgruppe des Unternehmens festgelegt sein (Kolter & Bliemel, 2006, S.452f.).

Bei Kieser Training spricht man von einer Segmentkonzentration. Wie Peter Meier im werbewoche Interview von einer Fokussierung spricht auf „das was wirkt" wählt das Unternehmen ein spezielles Segment aus, welches er bearbeiten will. Kieser Training will nicht durch neue Trends in den Studios punkten, sondern sich auf das ursprüngliche medizinische Angebot fokussieren. Außerdem ist die Marktsegmentierung differenziert, d.h. also, dass das Unternehmen das Marketingprogramm an das Segment anpasst (Schlaffke & Plünneke, 2015, S. 57).

Die Wettbewerbsstrategie von Kieser Training ist das Differenzierungsstrategie. Das unternehmen versucht die eigene Leistung einzigartig für die Branche zu machen und damit aber einen höheren Preis für weniger zu verlangen, wie auch Peter Meier in dem werbewoche Interview sagt.

3.2.2 Strategien auf Basis der Produkt- Markt- Matrix nach Ansoff

Kieser Training versucht mit der Strategie der Produktentwicklung neue Leistungen in einen bestehenden Markt zu integrieren. Mit der Entwicklung von Maschinen für das direkte Training der Beckenbodenmuskulatur und der Muskulatur des Sprunggelenks haben sie einen bestehenden Markt mit einer neuen Leistung erweitert. Da sie auch noch weiterhin solche einzigartigen Produkte entwickeln wollen, ist diese Strategie also auch zukünftig zutreffend.

Desweiteren will Kieser Training eine Marktdurchdringung vornehmen, indem es bisherige Nicht- Verwender gewinnt, die die gleichen Merkmale aufweisen wie auch die bisherigen Kunden (Schlaffke & Plünnecke, 2015, S. 59). Immer noch will Werner Kieser die Menschen erreichen, die Rückenprobleme haben, stark und schön sein wollen. Die Grundwerte sind immer noch da, nur die Werbung wird nun auch auf etwas jüngeres Zielpublikum spezifiziert.

4 Digitalisierung in der Fitness- und Gesundheitsbranche

4.1 Vorschläge für die Digitalisierung des Fitnessanbieters

Entwicklung einer App, um Kurspläne, Kursausfälle, Aktuelle Angebote und Tipps auf direktem Wege an das Mitglied oder sonstige Appnutzer zu schicken.

Chip Überwachung. Jedes Mitglied tauscht seinen normale Mitgliedskarte gegen ein Armband, welches mit einem Chip versetzt ist. An Sauna, Duschen, Kursräumen und dem Fitnessbereich stehen dann Terminals (oder bei der Sauna an der Tür), wo das Mitglied erst sein Armband vorhalten muss, bevor er Zutritt zum Bereich bekommt. Viele Mitglieder nutzen Zusätze, die sie gar nicht bezahlen und so hat das Studio eine bessere Kontrolle darüber, wer was benutzt und evtl. können so noch mehr Zusätze generiert werden, wenn ein Mitglied z.B. die Sauna doch nutzen will. Ohne Chip würde es evtl. einfach unbemerkt in die Sauna gehen. Mit der Chipüberwachung hat es nicht die Chance dazu und muss sich erst bei einem Kundenberater melden um den Zusatz aufzubuchen und die Tür damit freizuschalten.

Chipgesteuertes Training. Jedes Mitglied erhält eine Art USB Stick, welches an den Schrankschlüssel (oder das Armband) gehängt werden kann. Wenn das Mitglied sich nun an ein Gerät setzt, schaltet es sich nur an, wenn der USB Stick einmal mit dem Gerät verbunden wurde.

Während der Übung bleibt der Stick stecken und er speichert das Gerät, wie viele Wiederholungen, wie viele Sätze und wie lange das Mitglied Pause gemacht hat. So ist es den Trainern besser möglich, Trainingsmisserfolge zu erkennen und damit dem Mitglied Tipps zu geben das Training effizienter zu gestalten.

Einführung eines <u>Intranets</u> für Mitarbeiter. Mit dem Intranet können Informationen nur an Kurstrainer, Trainer, Empfangsteam, Geschäftsführung oder an alle Mitarbeiter geschickt werden. So ist der Emailverkehr nicht mehr der einzige Weg Informationen zu vermitteln. Da das Intranet nur intern ist, ist die Gefahr, dass eine Nachricht überlesen wird, also die Ablenkung durch private Emails, nicht mehr vorhanden und jeder Mitarbeiter ist immer über alles was im Studio passiert informiert. Außerdem können Fragen, z.B. bezüglich des Dienstplanes, gestellt werden, für die im stressigen Arbeitsalltag, ich denke da am Montag Abend 18:00, keine Zeit bleibt.

4.2 Chancen und Risiken- Analyse der Digitalisierung für die Fitness- und Gesundheitsbranche

Chancen:

- Bessere Überwachung der Mitglieder und der damit verbundenen Möglichkeiten für Zubuchung verschiedener Zusatzleistungen
- → Aufgrund der Überwachung werden viele Arbeitsprozesse und Überwachungen der Mitglieder sichtbar und es kann ein illegales Nutzen von Leistungen ohne Zubuchung verhindert werden.
- Erleichterung vieler Arbeitsprozesse
- → Durch die interne Kommunikation mit dem Intranet ist der große Papierhaufen am Infoboard oder auch im Infobuch passé. Jeder sieht auf einen Blick im eigenen „Cockpit" was es neues gibt. Da ist es egal, ob es Anweisungen, Tipps, Infos oder Termine sind, die durch die Nachrichten übermittelt werden. Durch das Tool „gelesen" kann der Chef bzw. die Bereichsleitung überprüfen, ob alle Nachricht zur Kenntnis genommen haben.

14

- SozialMedia Manager
→ Neue Arbeitsplätze werden wieder geschaffen und Auszubildende können sich noch spezialisierter ausbilden. So kann sich das Marketing, falls es dafür ein separaten Bereich, also separate Mitarbeiter, gibt, einen Bereich abkapseln, welcher sich nur mit Facebook, GooglePlus u.s.w. beschäftigt und auch auf diesem Gebiet das Studio noch interessanter macht für Mitglieder aber auch für Interessenten.

Risiken:
- Serverabsturz
→ Weil alles im Studio meistens über einen Server läuft ist das Risiko sehr hoch, dass der bei zu hoher Belastung zusammenbricht.Wenn das passiert, funktioniert nichts mehr. Niemand kann eingecheckt werden, niemand kann einen Schrank schließen, niemand kann sein Training an den Geräten beginnen. Unzufriedenheit macht sich breit, alle beschweren sich und sind genervt, da sie die tollen Vorteile, die die Digitalisierung mit sich bring nicht nutzen können.
- Evtl. Nichterreichung der älteren Generation
→ Viele Mitglieder der älteren Generation sind noch nicht auf den neusten Stand. D.h., dass sie viele digitale Mittel gar nicht nutzen können. Eine App für das Smartphone oder die Verfolgung des Trainingsplanes auf dem Tablet PC ist für die 60+ Generation meist nicht möglich
- Hohe Kosten durch Abnutzung der Karten-/USB- Leser
→ Wenn alle Mitglieder des Studios eine Chipkarte benutzen oder alle mit der USB Erkennung arbeiten, ist die Wahrscheinlichkeit, dass die Lesegeräte schnell abgenutzt sind. Das Risiko dabei ist dann, dass die Dysfunktion zu spät erkannt wird und dann erstmal ein IT Mitarbeiter oder Elektriker den Leser austauschen muss. Wenn das bei CheckIN der fall ist, wäre diese ein fataler Ausfall, da ohne das Einchecken die Schränke auch nicht geschlossen werden können.

5   Literaturverzeichnis

Channel Partner (2014). *Teurer Imagewechsel Philips will nicht länger als „Glühbirnen-hersteller" festgemacht werden.* Zugriff am 19.01.2015 um 10:00. Verfügbar unter http://www.channelpartner.de/a/teurer-imagewechsel-philips-will-nicht-laenger-als-gluehbirnenhersteller-festgemacht-werden,206561#

Gondorf, L. (2015). *Weg vom Sixpack- Image: Abercrombie & Fitch schafft Nacktmodells ab.* Zugriff am 18.01.2016 um 19:40. Verfügbar unter http://meedia.de/2015/04/27/weg-vom-sixpack-image-abercrombie-fitch-schafft-nacktmodels-ab/

Höltmann, I. (2016). *Wie sich Unternehmen neu erfinden.* Zugriff am 18.01.2016 um 20:30. Verfügbar unter http://www.tagesspiegel.de/wirtschaft/imagewechsel-wie-sich-unternehmen-neu-erfinden/12785036.html

Kolter, P. & Blieme, F. (2006).*Marketing- Management. Analyse, Planung und Verwirk-lichung* (10. Überarbeitete und aktualisierte Aufl.). München: Pearson.

Loof, K. (2009). *Imagewechseln durch Sportsponsoring.* Zugriff am 18.01.2016 um 17:45. Verfügbar unter http://www.business-on.de/bezeichnung-jaegermeister-getraenk-marke-likoer-unternehmen-_id19937_seite2.html

Marketingfish (2013). *Imagewechsel: H&M fordert Fair Trade- Siegel.* Zugriff am 18.01.2016 um 17:03. Verfügbar unter http://www.marketingfish.de/kom-pakt/marke/imagewechsel-h-m-fordert-fair-trade-siegel-6791/

Nieschlag, R., Dichtl, E. & Hörschgen, H. (1997). *Marketing* (18. durchgesehene Aufl.). Berlin: Duncker & Humbolt.

N24 (2015). *Fitnessstudios im Test.* Zugriff am 18.01.2016 um 18:00. Verfügbar unter http://www.n24.de/n24/Nachrichten/Verbraucher/d/6610842/fitnessstudios-im-test.html

Porter, M.E. (2000). *Wettbewerbsvorteile. Spitzenleistungen erreichen und behaupten* (6. Aufl.). Frankfurt.

Schlaffke, W. & Plünnecke, A. (2015). *Studienbrief Marketing II.* Saarbrücken: Deutsche Hochschule für Prävention und Gesundheitsmanagement.

Weis, H. C. (1999). *Marketing* (11. Überarbeitete und aktualisierte Aufl.). Ludwigshafen (Rhein): Kiel.

Wildmann, L. (2014). *Einführung in die Volkswirtschaft, Mikroökonomie und Wettbe-werberpolitik- Module der Volkswirtschaftslehre Band I.* München: Oldenbourg.

6 Abbildungs- und Tabellenverzeichnis

6.1 Abbildungsverzeichnis

6.2 Tabellenverzeichnis

BEI GRIN MACHT SICH IHR WISSEN BEZAHLT

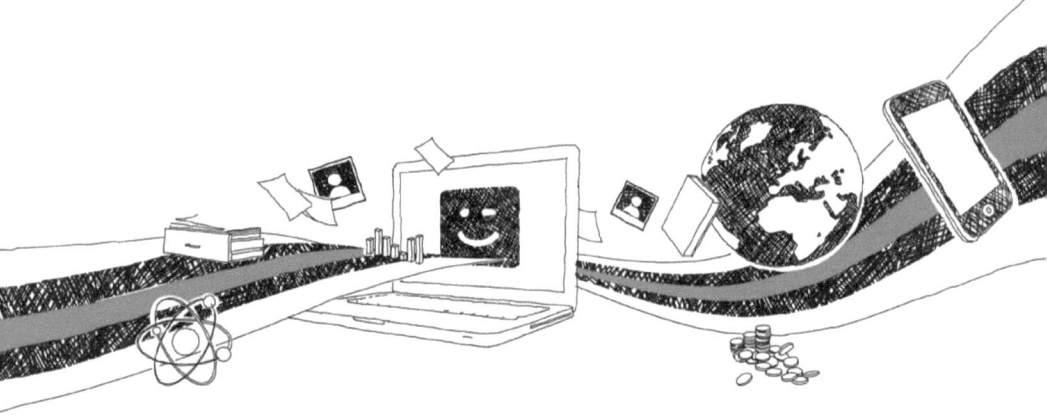

- Wir veröffentlichen Ihre Hausarbeit, Bachelor- und Masterarbeit

- Ihr eigenes eBook und Buch - weltweit in allen wichtigen Shops

- Verdienen Sie an jedem Verkauf

Jetzt bei www.GRIN.com hochladen und kostenlos publizieren